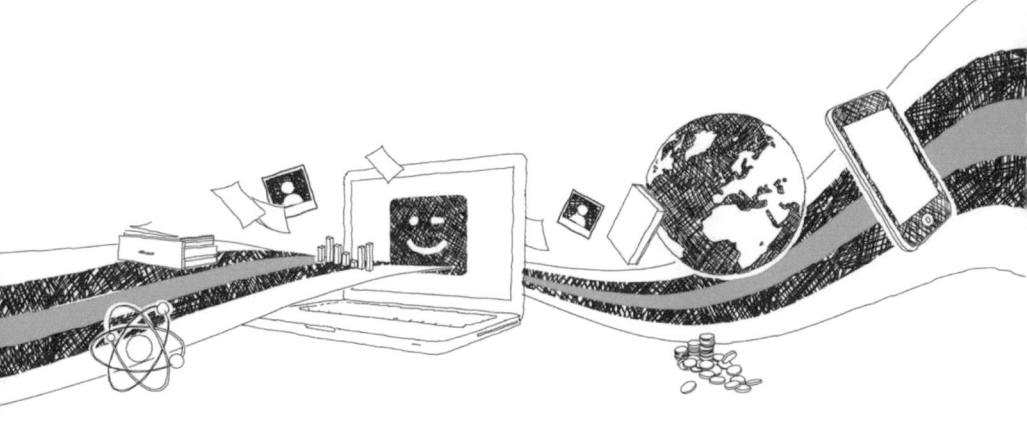
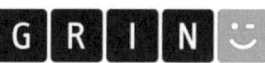

Diana Lakir

Finanzierung der Sozialen Pflegeversicherung in Bezug auf die Pflegereformdebatte

GRIN Verlag

Bibliografische Information der Deutschen Nationalbibliothek:

Die Deutsche Bibliothek verzeichnet diese Publikation in der Deutschen National-
bibliografie; detaillierte bibliografische Daten sind im Internet über http://dnb.d-
nb.de/ abrufbar.

Impressum:

Copyright © 2011 GRIN Verlag, Open Publishing GmbH
Druck und Bindung: Books on Demand GmbH, Norderstedt Germany
ISBN: 978-3-656-12286-9

Dieses Buch bei GRIN:

http://www.grin.com/de/e-book/188461/finanzierung-der-sozialen-pflegeversiche-
rung-in-bezug-auf-die-pflegereformdebatte

Evangelische Fachhochschule RWL Bochum

Bachelor Studiengang für Soziale Arbeit

Schriftliche Hausarbeit im Handlungsfeld Gesundheitswesen

Seminar: „Sozialrechtliche Voraussetzungen für Soziale Arbeit"

Finanzierung der Sozialen Pflegeversicherung in Bezug auf die

Pflegereformdebatte

von

Diana Lakir

Bochum, den 27.01.2011

Gliederung

1. Einleitung

Die vorliegende Hausarbeit beschäftigt sich mit dem Thema Finanzierung der Sozialen Pflegeversicherung in Bezug auf die Pflegereformdebatte. Seit 1972 sterben in Deutschland mehr Menschen als geboren werden – jede nachfolgende Kindergeneration ist um ein Drittel kleiner als die ihrer Eltern. Mit im Schnitt nur noch knapp 1,4 Kindern pro Frau zählt die BRD heute zu den kinderärmsten Gesellschaften (Sütterlin 2008, S. 1).

Ein weiterer wichtiger Aspekt bezüglich des demografischen Wandels ist der Anstieg der Lebenserwartung in Deutschland. Grund dafür sind Fortschritte in der Medizin, Gesundheitsvorsorge, Hygiene und Unfallverhütung sowie die Wohlstandssteigerung der Gesellschaft. Die Folgen der demografischen Veränderungen haben einen großen Einfluss auf die sozialen Sicherungsmechanismen der Bundesrepublik. In Deutschland leben weit über zwei Millionen pflegebedürftige Menschen (Statistisches Bundesamt 2008, S. 4 ff.).

Die soziale Pflegeversicherung, welche 1995 eingeführt wurde ist neben der Kranken-, Unfall-, Renten- und Arbeitslosenversicherung die fünfte Säule der Sozialversicherung. Diese dient gemäß § 1 SGB XI der sozialen Absicherung des Risikos der Pflegebedürftigkeit. In den Schutz der Pflegeversicherung sind laut Gesetz alle einbezogen, die in der gesetzlichen Krankenversicherung versichert sind. Träger der sozialen Pflegeversicherung sind die Pflegekassen. Ihre Aufgaben werden von den Krankenkassen übernommen. Die Pflegeversicherung soll die Pflegebedürftigkeit von Frauen und Männern und Ihren Bedarf an Leistungen berücksichtigen und dem Bedürfnis nach einer kultursensiblen Pflege nach Möglichkeit Rechnung getragen. Leistungen werden in Stufen unterteilt. Seit 1995 gibt es die häusliche und seit 1996 die stationäre Pflege. Finanziert wird die Pflegeversicherung durch Beiträge der Mitglieder und Arbeitgeber. Die Leistungen der Pflegeversicherung sollen dem Menschen helfen, ein möglichst selbstbestimmtes und selbstständiges Leben zu führen. Ziel ist es, die Hilfe so auszurichten, dass körperliche, geistige und seelische Kräfte des Pflegebedürftigen wiedergewonnen oder erhalten werden. Die Pflegebedürftigen können zwischen Einrichtungen und Diensten verschiedener Träger wählen. Ihren Wünschen zur Gestaltung der Hilfe soll, soweit sie angemessen und im Rahmen des Leistungsrechts sind, entsprochen werden. Dabei soll auch auf Bedürfnisse nach gleichgeschlechtlicher Pflege oder auf religiöse Bedürfnisse der Pflegebedürftigen Rücksicht genommen werden (§ 2 SGB XI).

Die Leistungen der Pflegeversicherung sind in Dienst-, Sach- und Geldleistungen für den Bedarf an Grundpflege und hauswirtschaftlicher Versorgung gegliedert, welche sich nach der Schwere der Pflegebedürftigkeit und danach richten, ob häusliche, teilstationäre oder vollstationäre Pflege notwendig ist (Stradinger 2008, S. 11).

2. Leistungen der Pflegeversicherung

Die Pflegeversicherung gewährt bei Pflegebedürftigkeit viele verschiedene Leistungen. Laut dem Pflegeversicherungsgesetz gelten solche Personen als pflegebedürftig, „die wegen einer körperlichen, geistigen oder seelischen Krankheit oder Behinderung für die gewöhnlichen und regelmäßigen wiederkehrenden Verrichtungen im Ablauf des täglichen Lebens auf Dauer, voraussichtlich für mindestens sechs Monate, in erheblichen oder höherem Masse der Hilfe bedürfen (§ 14 Abs. 1 SGB XI)". Ziel der Pflege ist die Aktivierung des Pflegebedürftigen. Diese soll das Maß des Notwendigen nicht übersteigen und darf nur von den Leistungserbringern in Anspruch genommen werden, welche mit den Pflegekassen oder anderen tätigen Verbänden Verträge abgeschlossen haben. Im Vordergrund steht die Rehabilitation vor der Pflege. Die Pflegekassen müssen mit den Trägern der Rehabilitation bei der Beratung, Auskunft und Aufklärung der Patienten eng zusammen arbeiten um die Pflegebedürftigkeit zu vermeiden, zu überwinden, zu mindern oder ihre Verschlimmerung zu verhindern. Die gutachterliche Feststellung des Bedarfs einer Leistung erfolgt durch den Medizinischen Dienst der Krankenversicherung (MDK). Um eine Leistung der Pflegeversicherung zu erhalten, muss ein Antrag gestellt werden. Leistungen werden ab Antragstellung gewährt, frühestens jedoch ab dem Zeitpunkt des Vorliegens der Anspruchsvoraussetzungen (Gerlinger, Röber 2009, S. 33 f.).

Die Zuordnung einer Pflegestufe, die Anerkennung eines Härtefalls sowie die Bewilligung von Leistungen können befristet werden und enden mit Ablauf der Frist. Eine Befristung kann erfolgen, wenn durch die Einschätzung des MDK eine Verringerung des Hilfebedarfs zu erwarten ist. Die Befristung kann wiederholt werden und schließt Änderungen bei der Zuordnung einer Pflegestufe

4

mit ein. Der Befristungszeitraum darf insgesamt die Dauer von drei Jahren nicht überschreiten. Um eine korrekte Leistungsgewährung sicherzustellen, gilt es, vor Ablauf einer Befristung zu prüfen und dem Pflegebedürftigen mitzuteilen, ob Pflegeleistungen weiterhin bewilligt werden und welcher Pflegestufe der Pflegebedürftige zugeordnet wird (Büser, Scheele 2008).

Gemäß § 33 Abs. 2 SGB XI besteht Leistungsanspruch

1. in der Zeit vom 1. Januar 1996 bis 31. Dezember 1996, wenn der Versicherte vor der Antragstellung mindestens ein Jahr,

2. in der Zeit vom 1. Januar 1997 bis 31. Dezember 1997, wenn der Versicherte vor der Antragstellung mindestens zwei Jahre,

3. in der Zeit vom 1. Januar 1998 bis 31. Dezember 1998, wenn der Versicherte vor der Antragstellung mindestens drei Jahre,

4. in der Zeit vom 1. Januar 1999 bis 31. Dezember 1999, wenn der Versicherte vor der Antragstellung mindestens vier Jahre,

5. in der Zeit vom 1. Januar 2000 bis 30. Juni 2008, wenn der Versicherte in den letzten zehn Jahren vor der Antragstellung mindestens fünf Jahre,

6. in der Zeit ab 1. Juli 2008, wenn der Versicherte in den letzten zehn Jahren vor der Antragstellung mindestens zwei Jahre

als Mitglied versichert oder nach § 25 familienversichert war. (...)

2.1 Pflegesachleistungen

Im Rahmen der Pflegesachleistungen haben Pflegebedürftige einen Anspruch auf Grundpflege und hauswirtschaftliche Versorgungs- und Sachleistung. Diese müssen durch geeignete Pflegekräfte erbracht werden, welche entweder bei der Pflegekasse oder bei ambulanten Pflegediensten tätig sein müssen und einen Vertrag gem. § 77 Abs. 1 SGB XI abgeschlossen haben. Somit kann häusliche Pflegehilfe als Sachleistung erbracht werden. Der Anspruch auf häusliche Pflege wird in Pflegestufen unterteilt.

Somit umfasst der Anspruch ab dem 01. Januar 2010 je Kalendermonat einer Pflegesachleistung bei Pflegebedürftigen der Pflegestufe I bis zu einem Gesamtwert von 440 Euro, bei Pflegebedürftigen der Pflegestufe II bis zu einem Gesamtwert von 1.040 Euro ab 1. Januar 2010 und bei Pflegebedürftigen der Pflegestufe III bis zu einem Gesamtwert von 1.510 Euro (§ 36 SGB XI).

2.2 Pflegegeld für selbstbeschaffene Pflegehilfe

Anstelle der Pflegehilfe kann auch Pflegegeld beantragt werden, falls die Pflege durch Familienangehörigen des Pflegebedürftigen erbracht wird. Dieses beträgt ab dem 01. Januar 2010 je Kalendermonat bei Pflegebedürftigen der Pflegestufe I 225 Euro, bei Pflegebedürftigen der Pflegestufe II 430 Euro ab 1. Januar 2010 und bei Pflegebedürftigen der Pflegestufe III 685 Euro.

Menschen, die Pflegegeld beziehen, haben bei Pflegestufe I und II halbjährlich einmal und Pflegestufe III vierteljährlich einmal eine Beratung in der eigenen Häuslichkeit vom Pflegepersonal abzurufen. Diese dient der Qualitätssicherung der häuslichen Pflege und der Unterstützung der häuslich Pflegenden. Wird diese Beratung nicht durchgeführt, kann das Pflegegeld gekürzt werden (§ 37 SGB XI).

2.3 Kombinationsleistungen

Nimmt der Pflegebedürftige die ihm zustehenden Sachleistungen nur teilweise in Anspruch, kann er anteilig auch Pflegegeld erhalten. Bei der kombinierten Geld/Sachleistung besteht die Möglichkeit, die Pflege durch einen Angehörigen ausführen zu lassen oder einen Pflegedienst zu aktivieren. In diesen Fällen wird der Sachleistungsbetrag zugrunde gelegt und in der Regel zuerst der Pflegedienst von diesem Geld abgerechnet. Falls danach noch Gelder übrig sind, werden diese anteilsmäßig an den Pflegebedürftigen ausgezahlt (§ 38 SGB XI).

2.4 Häusliche Pflege bei Verhinderung der Pflegeperson

Hierbei handelt es sich um Kostenübernahme durch die Pflegekasse einer Ersatzpflegeperson für den Pflegebedürftigen aufgrund der Verhinderung der tatsächlichen Pflegeperson durch Erholungsurlaub, Krankheit oder aus anderen Gründen. Diese Möglichkeit gibt es für maximal vier Wochen je Kalenderjahr (§ 39 SGB XI).

2.5 Pflegehilfsmittel und wohnumfeldverbessernde Maßnahmen

Es besteht Anspruch auf Versorgung mit Hilfsmitteln, die zur Erleichterung der Pflege oder zur Minderung der Beschwerden beitragen oder dem Pflegebedürftigen eine selbstständige Lebensführung ermöglichen. Diese Hilfsmittel können monatlich mit bis zu 31 Euro bezuschusst werden. Notwendige technische Pflegehilfsmittel (z.b. Pflegebett) werden vorrangig leihweise zur Verfügung gestellt. Die Eigenbeteiligung bei solchen technischen Pflegehilfsmitteln liegt bei Versicherten ab dem 18. Lebensjahr bei mindestens 10 %, höchstens jedoch bei 25 Euro je Hilfsmittel. Die Pflegekasse kann die Versicherten ganz oder teilweise von der Zuzahlung befreien. Weiterhin können auch Zuschüsse für Maßnahmen zur Verbesserung des Wohnumfelds (z.b. Einbau von Handläufen) ausgezahlt werden. Diese liegen bei bis zu 2557 Euro je Maßnahme (§ 40 SGB XI).

3. Organisation der Pflegeversicherung

Die Pflegeversicherung ist wie die Krankenversicherung eine Pflichtversicherung. Die Zuordnung der Versicherten und ihre Wahlmöglichkeit ergeben sich aus den Entscheidungen, die sie im Hinblick auf ihre Krankenversicherung getroffen haben. Für den versicherten Personenkreis ergeben sich folgende Regeln:

Gemäß § 20 Abs. 1 SGB XI sind alle Pflichtmitglieder der gesetzlichen Krankenversicherung (GKV) automatisch in der Pflegeversicherung versichert.

Analog den geltenden Grundsätzen der GKV sind auch in der Pflegeversicherung Eheleute sowie Kinder unter 18 Jahren (bei Schul- und Berufsausbildung bis zum vollendeten 25. Lebensjahr) gemäß § 25 SGB XI beitragsfrei mitversichert.

Auch freiwillige Mitglieder der GKV unterliegen gemäß § 20 Abs. 3 SGB XI der Versicherungspflicht der sozialen Pflegeversicherung.

Gemäß § 23 SGB XI sind private Krankenversicherte verpflichtet eine private Pflegeversicherung abzuschließen und aufrecht zu erhalten.

Da die Pflegeversicherung unter dem Dach der Krankenversicherung eingerichtet wurde, bedeutet es, dass die Krankenversicherung die Pflegeversicherung bildet. Diese Verbindung ist sinnvoll, da Krankheit und Pflegebedürftigkeit verwandte Themen sind.

Die Pflegekassen sind Körperschaften des öffentlichen Rechts und nach dem Grundsatz der Selbstverwaltung organisiert. Der Gesetzgeber hat den Pflegekassen den Sicherstellungsauftrag für eine bedarfsgerechte Versorgung im Bereich der Pflege zugewiesen. Dazu schließen Pflegekassen Versorgungsverträge und Vergütungsvereinbarungen mit Trägern der ambulanten und stationären Pflegeeinrichtungen. Die Pflegekassen treffen ihre Entscheidungen unter staatlicher Aufsicht. Gemäß § 46 Abs. 6 SGB XI wird diese Aufsicht von den für die Krankenkassen zuständigen Stellen ausgeübt.

4. Finanzierung

Die Ausgaben der Pflegeversicherung werden aus Beiträgen der Mitglieder finanziert. Gemäß § 55 Abs. 1 Satz 1 SGB XI liegt der bundeseinheitliche Beitragssatz bei 1,95 % von den beitragspflichtigen Einnahmen der Mitglieder bis zur Beitragsbemessungsgrenze, wobei jeweils 0,975 % vom Arbeitgeber und vom Arbeitnehmer getragen werden. Im Jahr 2009 lag die Beitragsbemessungsgrenze[1] monatlich bei 3.675 EUR und 2010 monatlich bei 3.750 EUR. Die Beitragsbemessungsgrenze in der Pflegeversicherung ist identisch mit der der gesetzlichen Krankenversicherung (Zettner 2010, S.1). Es gibt aber auch Unterschiede zwischen der GKV und der Pflegeversicherung. Zum einen orientiert sich die Pflegeversicherung primär am Modell einer Grundsicherung und soll vor allem die Pflege durch Angehörige unterstützen. Daher ist zu erwarten, dass nur ein Teil der im Pflegefall entstehenden Kosten gedeckt werden kann. Mitglieder, die Mutterschaftsgeld und Erziehungsgeld beziehen sowie Versicherte, die Leistungen zur stationären Pflege von anderen Sozialleistungsträgern beziehen, gelten in der Pflegeversicherung als beitragsfrei. Kinderlose Versicherte zahlen ab dem 01. Januar 2005 einen höheren Beitrag in die Pflegeversicherung ein. Die Höhe der zusätzlichen Zahlungen liegt bei 0,25 %, somit werden 1,225 % an Beiträgen fällig. Der zusätzliche Betrag bei Kinderlosigkeit wird grundsätzlich vom Mitglied und nicht vom Arbeitgeber getragen. Ausnahmen finden nur statt, wenn es sich um geringverdienende Auszubildende oder Praktikanten handelt. Auch Studenten oder freiwillige Mitglieder müssen diesen Beitrag selber zahlen. Ausnahmen bildet aber auch die Gruppe der Mitglieder, die das 23. Lebensjahr noch nicht erreicht haben, sowie auch Mitglieder, die vor dem 01.01.1940 geboren wurden, Wehr- oder Zivildienstleistende sowie Empfänger des Arbeitslosengeldes II. Die Pflegeversicherung

---

[1] § 55 Abs. 2 SGB XI, § 6 Abs. 7 SGB V in Verbindung mit den jeweiligen Sozialversicherungs-Rechengrößenverordnung

deckt ein soziales Lebensrisiko ab, welches überwiegend im höheren Alter auftritt. Die Finanzierung ist so ausgerichtet, dass sie nur funktioniert, wenn Personen im erwerbsfähigen Alter ihre Beiträge einzahlen. Eine der wichtigsten Voraussetzungen für ein funktionierendes System ist nicht nur der Versicherungsbeitrag, sondern auch die Kindererziehungsleistung. Beim gegenwärtigen Finanzierungsmodell werden Eltern mit Kindern im Gegensatz zu kinderlosen Familien benachteiligt, denn diese müssen die Kosten für Erziehungs- und Betreuungsleistungen tragen und sind deshalb gegenüber kinderlosen Versicherten benachteiligt, da diese ihrerseits aus der künftigen Erwerbstätigkeit der Kinder einen Nutzen ziehen würden (Gerlinger, Röber 2009, S. 54 ff.)

Folgende Tabelle stellt die einzelnen Zahlen zusammenfassend dar:

Pflegeversicherung Beiträge 2010, 2011	Arbeitnehmeranteil	Arbeitgeberanteil
PV Gesamt: 1,95 %	0,975 %	0,975 %
Kinderlose Zuschlag (ab 23. Lebensjahr)	0,25 %	
PV Gesamt: Kinderlose: 2,20 %	1,225 %	0,975 %

Tabelle 1: Darstellung der Beitragsanteile für NRW (Kopecky 2010)

Alle Mitglieder der Pflegeversicherung zahlen den Beitrag für die aktuell leistungsberechtigten Pflegebedürftigen nach dem Umlageverfahren. Auch dieses Verfahren ist Anlass zu zahlreichen Debatten über die Weiterfinanzierung der Pflegeversicherung, worauf ich im nächsten Kapitel näher eingehen werde.

Anhand der Informationen des Bundesministeriums für Gesundheit lässt sich die Ausgabenentwicklung der sozialen Pflegeversicherung erklären. In den Jahren 1995 und 1996, also in der Anfangsphase der Pflegeversicherung, wurden noch Überschüsse erzielt, da die Beitragszahlungen bereits vor der Aufnahme der Leistungsansprüche einsetzten. Ab 1999 weist die Pflegeversicherung ein geringes Defizit auf. Dieses hängt mit der konjunkturellen Entwicklung zusammen.

Im Jahr 2008 folgt dann die Anhebung des Beitragssatzes auf Grund der steigenden Pflegebedürftigkeit. Diese gilt als eine Mindestreserve in Höhe von 1,5

Monatsausgaben, die gesetzlich vorgeschrieben ist. Es wird erwartet, dass durch diese Anhebung die Pflegeversicherungsleistungen bis zum Jahr 2015 sicher finanziert werden. Zwischen 1997 und 1998 stiegen die Ausgaben um durchschnittlich 2,2 und die Einnahmen verhältnismäßig um 1,9 Prozent pro Jahr. Auch die durchschnittliche Rate des jährlichen Fallzuwachses ist im selben Jahr auf 2,2 Prozent gestiegen. Die steigenden Defizite resultieren nicht etwa aus einem übermäßigen Ausgabenanstieg, sondern aus einer strukturellen Einnahmeschwäche, welche auf eine ganze Reihe von verschiedenen Faktoren zurückzuführen ist, wie auf die sinkende Lohnquote, die durch anhaltend hohe Arbeitslosenzahlen verursacht ist, sowie durch die Verbreitung von Minijobs die immer stärker sozialversicherungspflichtige Beschäftigungsverhältnisse ersetzen (Dräther 2008). Auf der Ausgabenseite bildet im Jahr 2008 die vollstationäre Pflege mit 9.05 Milliarden Euro den höchsten Posten, gefolgt von Geldleistungen in der ambulanten Pflege. Der Verwaltungsaufwand in Höhe von 0,65 Milliarden Euro kann hingegen als relativ gering bezeichnet werden. Außerdem sind seit 1997 starke Verschiebungen in den relativen Anteilen einzelner Leistungsarten festzustellen. So gingen die Anteile der Gesamtausgaben für die ambulante Pflege (Geldleistung und Pflegesachleistung) zurück, während die Ausgaben für vollstationäre Pflege einen deutlich wachsenden Stellenwert erhalten haben. Anhand dieser Zahlen kommt der bereits erwähnte Trend zur Inanspruchnahme professioneller Pflege zum Ausdruck (Bundesministerium für Gesundheit 2009).

5. Debatte der Pflegereform

Das Hauptproblem der Pflegeversicherung ist ihre Finanzierung. Da seit der Einführung der sozialen Pflegeversicherung die Ausgaben steigen und der angesparte Finanzsockel von 1995 nicht lange ausreichen wird, ist am 01. Juli 2008 das Pfleg- Weiterentwicklungsgesetz (PfWG) in Kraft getreten. Damit wurden die Grundlagen der Pflegeversicherung im SGB XI reformiert. Dazu haben sich die Regierungsparteien auf die Erhöhung des Beitragssatzes um 0,25 % auf 1,95 % geeinigt. Jetzt beträgt der Arbeitnehmeranteil 0,975 % (für Kinderlose 1,225 %) und der Arbeitgeberanteil 0,975 %. Diese Beitragserhöhung wird voraussichtlich aber nur bis Anfang 2015 ausreichen, um die Ausgaben zu decken. Zu klären bleibt aber, wie der Mehrbedarf danach finanziert werden soll. Vor dem Jahr 2008 gab es trotz Kostensteigerung in allen Bereichen gedeckelte Pflegesätze, die seit 1995 galten. Angesichts der allgemeinen Preisentwicklung sind die Leistungsbeträge damit real abgewertet worden. Der Wertverlust der Leistungsbeträge drohte die Qualität der Pflege und die Akzeptanz der Pflegeversicherung in der Bevölkerung zu gefährden. Mit dem PfWG 2008 wurde eine Anhebung der Leistungsansprüche der Versicherten festgelegt. Diese soll in drei zeitlich versetzten Stufen durchgeführt werden (Verband gesetzlicher Kranken- und Pflegekassen 2008). Die Höhe der Beiträge für Pflegesachleistungen wird stufenweise angehoben, und zwar:

Für Pflegebedürftige der Pflegestufe 1 je Kalendermonat bis zu einem Gesamtwert von

a) 420 Euro ab 1.   Juli 2008,

b) 440 Euro ab 1. Januar 2010,

c) 450 Euro ab 1. Januar 2012.

Bei Pflegebedürftigen der Pflegestufe II bis zu einem Gesamtwert von

a)   980 Euro ab 1.   Juli 2008,

b) 1.040 Euro ab 1. Januar 2010,

c) 1.100 Euro ab 1. Januar 2012.

Bei Pflegebedürftigen der Pflegestufe III bis zu einem Gesamtwert von

a) 1.470 Euro ab 1.   Juli 2008,

b) 1.510 Euro ab 1. Januar 2010,

c) 1.550 Euro ab 1. Januar 2012.

Das Pflegegeld wurde je Kalendermonat bei Pflegebedürftigen der Pflegestufe I bis zu einem Gesamtwert von

a) 215 Euro ab 1.   Juli 2008,

b) 225 Euro ab 1. Januar 2010,

c) 235 Euro ab 1. Januar 2012.

Bei Pflegebedürftige der Pflegestufe II bis zu einem Gesamtwert von

a) 420 Euro ab 1.   Juli 2008,

b) 430 Euro ab 1. Januar 2010,

c) 440 Euro ab 1. Januar 2012.

Bei Pflegebedürftige der Pflegestufe III bis zu einem Gesamtwert von

a) 675 Euro ab 1.   Juli 2008,

b) 685 Euro ab 1. Januar 2010,

c) 700 Euro ab 1. Januar 2012

Es ist zu erwarten, dass in den nächsten Jahren die Anzahl der pflegebedürfti-gen Personen exponentiell steigen und der Schweregrad der Krankheiten zu-nehmen wird. Als Folge dieser Entwicklungen ist ein proportionaler Anstieg des Bedarfs nach professioneller Hilfe zu erwarten. Auch die politisch gewollte Neubestimmung des Pflegebedürftigkeitsbegriffs und die damit verbundene Erweiterung des Kreises der Leistungsberechtigten lassen die Kosten explodie-ren. Anhand dieser Tatsachen sind auch begründete Zweifel an der Nichtfinan-zierbarkeit einer sozialen Pflegeversicherung vollkommen adäquat. Im Mittel-punkt der Debatte steht die Frage, ob ein Kapitaldeckungsverfahren effektiver einzusetzen wäre als das bestehende Umlageverfahren, um die Finanzierung der Pflegeversicherung auch nach dem Jahr 2015 erfolgreich gewährleisten zu können (Gerling, Röber 2009, S. 37).

Beim aktuellen Umlageverfahren werden die eingezahlten Beiträge unmittelbar für die Finanzierung der erbrachten Leistungen herangezogen, was praktisch so viel bedeutet, dass die Zahlungen wieder an die Leistungsberechtigten ausge-zahlt werden. Für seine Beitragsleistung erwirbt der Beitragszahler einen An-spruch auf Leistung im Fall der Bedürftigkeit. Der demografische Wandel führt zu einer Scherenentwicklung. Die Beitragszahler werden immer weniger und Pflegebedürftige immer mehr. Wer jetzt in die Pflegeversicherung einzahlt, spart das Geld nicht für sich selbst an, sondern zahlt für die Generation, die jetzt Leistungen in Anspruch nimmt. Um das Leistungsniveau gleich zu halten, müssten immer wieder Beitragserhöhungen für beitragspflichtige Erwerbstätige erfolgen. Somit zahlen nachfolgende Generationen immer mehr ein, ohne dass diese im Alter noch mit entsprechenden Leistungen rechnen können, wie die Pflegebedürftigen die nur eine kurze Zeit – da es die PV erst seit 1995 gibt – Beiträge entrichten. Somit wird das Prinzip der Generationsgerechtigkeit ver-letzt. Experten und Kritiker sprechen davon, das Umlageverfahren durch das Kapitaldeckungsverfahren zu ersetzen. Beim Kapitaldeckungsverfahren kann jeder Einzelne die Höhe seiner Beiträge selbst festlegen und für seine Versorgung erforderliche Mittel selbst ansparen. Anschließen werden diese verzinst oder können in andere Anlageformen reinvestiert werden. Die jungen Menschen werden dazu befähigt bereits jetzt anzufangen an morgen zu denken und finanziell vorzusorgen. Das Verfahren ähnelt einer privaten Pflegeversicherung. Risiko hier, können Krisen an Kapitalmärkten und die Inflation sein, was zur Geldentwertung führen kann und man somit einen Wertverlust der angesammelten Vermögenswerte nicht garantieren kann (bpb 2010).

Ein weiteres Problem dieses Verfahrens ist die Unsicherheit darüber, wie die Pflegeversicherung für diejenigen finanziert werden soll, die nicht in der Lage sind den angestrebten Betrag anzusparen, da ihre Einkommenssituation dies nicht zulässt. Sollte dies durch Steuern finanziert werden, entstünde eine ungerechte Situation in der sie Steuerzahler ihre eigenen Versicherungssummen einsparen müssten, aber durch ihre Steuern auch diejenigen finanzieren müssten, die es selber nicht schaffen. Außerdem stellt sich die Frage wie die heutigen Pflegeausgaben gedeckt werden sollen, wenn das Umlageverfahren durch das Kapitaldeckungsverfahren ersetzt wird. Es ist offensichtlich, dass beide Verfahren erhebliche Defizite haben und das Problem der langfristigen Finanzierung der Pflegeversicherung nicht lösen werden. Aus diesem Grunde bedarf es weiterer Überlegungen und Konzepte, die eine gerechte und langfristige finanzielle Absicherung der Pflegeversicherung gewährleisten kann.

6. Fazit

Während der Auseinandersetzung mit dem Thema habe ich festgestellt, dass die Pflegeversicherung in Deutschland die Zielsetzung hat den Pflegebedürftigen zu ermöglichen, ein selbstbestimmendes und möglichst selbstständiges Leben zu führen. Dabei werden Versicherungsleistungen in Dienst-, Sach- und Geldleistungen für den Bedarf an Grundpflege und hauswirtschaftlicher Versorgung unterteilt und nach Pflegestufen gegliedert. Dabei stellt die Frage der langfristigen Finanzierung des Pflegeversicherungssystems die größte Herausforderung dar, die bis jetzt noch nicht endgültig gelöst worden ist und die weiterhin ein Thema der politischen Diskussion bleiben muss.

Literaturverzeichnis

Büser, Wolfgang; Scheele, Norbert (2008): *Pflegefall - was tun? Leistungen der Pflegeversicherung und anderer Träger verständlich gemacht*. 7. Auflage. Berlin: Stiftung Warentest Verlag

Bundesministerium für Gesundheit (2009): *Die Finanzentwicklung der sozialen Pflegeversicherung. Ist-Ergebnisse ohne Rechnungsabgrenzung*. [Format: PDF, Zeit: 2009, Adresse: http://www.bmg.bund.de/fileadmin/redaktion/pdf_ statistiken/pflege/Finanzentwicklung-der-sozialen-Pflegeversicherung-Ist-Ergebnisse.pdf]

bpb- Bundeszentrale für politische Bildung (2010): *Zukünftige Finanzierungsmodelle für die Pflegeversicherung.* http://www.bpb.de/themen/WZDR7I,0,Gesundheits politik_Lernobjekt.html?lt =AAB954&guid=AAB961 – Aktualisierungsdatum: 27.01.2011

Dräther, Hendrick (2008): *Jüngste Reform der Pflegeversicherung auf dem Prüfstand der Wissenschaft.* In: Dräther H, Jacobs K, Rothgang H (Hrsg.): Fokus Pflegeversicherung – nach der Reform ist vor der Reform. Bonn: WIdO 2008

Evangelischer Verband für Altenarbeit der Diakonischen Werke Rheinland, Westfalen und Lippe (2010): *Reform der Pflegeversicherung 2011ff.* [Format: PDF, Zeit: 18.11.2010, Adresse: http://www.diakonie-rwl.de/materialien/eva-rwl/101118EVAStatementPflegereform2011ff.pdf]

Gerlinger, Thomas; Röber, Michael (2009): *Die Pflegeversicherung*. 1. Auflage. Bern: Hans Huber Verlag

Kopecky, Jaroslav (2010): *Beiträge Pflegeversicherung. Beitragssatz 2010, 2011.* http://imacc.de/lohnabrechnunggehaltsabrechnung/sozialabgabenarbeit-geber/pflegeversicherung/index.html - Aktualisierungsdatum: 27.01.2011.

Niehaus, Frank (2010): *Zukünftige Entwicklung der Sozialen Pflegeversicherung.* In: WIP-Diskussionspapier 1/10. Köln.

Sozialgesetzbuch XI: *Soziale Pflegeversicherung.* 10. Auflage. München: Deutscher Taschenbuch Verlag.

Sozialverband VdK Deutschland (2007): *Positionen des Sozialverband VdK Deutschland zur Weiterentwicklung der sozialen Pflegeversicherung.* Bonn: Sozialverband VdK Deutschland e. V.

Statistisches Bundesamt Deutschland (2008): *Pflegestatistik 2007. Pflege im Rahmen der Pflegeversicherung. Deutschlandergebnisse.* Wiesbaden: Statistisches Bundesamt, 2008 [Format: PDF, Zeit: 17.12.2008, Adresse: http://www.inqa.de/Inqa/Redaktion/TIKs/Gesund-Pflegen/PDF/pflegestatistik-2007,property=pdf,bereich=inqa,sprache=de,rwb=true.pdf]

Stradinger, Manfred (2008): *Pflegeversicherung. Aktuell: mit den Änderungen der Pflegereform.* 1. Auflage. Freiburg: Haufe Lexware Verlag.

Sütterlin, Sabine (2008): *Deutschland ist eins der kinderärmsten Länder der Welt.* Berlin: Institut für Bevölkerung und Entwicklung, 2008 [Format: PDF, Zeit: Januar 2008, Adresse: http://www.berlin-institut.org/fileadmin/user_up load/handbuch_texte/pdf_Suetterlin_Deutschland.pdf]

Verband der gesetzlichen Kranken- und Pflegekassen (2008): *Stellungnahme der Arbeitsgemeinschaft der Spitzenverbände der Kranken- und Pflegekassen zum Entwurf eines Gesetzes zur strukturellen Weiterentwicklung der Pflegeversicherung (Pflege- Weiterentwicklungsgesetz).* Bundestags-Druck-sache 16/7439 [Format: PDF, Zeit: 16.01.2008, Adresse: http://www.gkv.info /gkv/fileadmin/user_upload/PDF/Pflegeversicherung/gesamtstellungnahme_20 080116_2_.pdf]

Zettner, Wolfgang (2010): *Beitragsbemessungsgrenze 2010.* http://www.beitragsbemessungsgrenze.com/ - Aktualisierungsdatum: 27.01.2011.